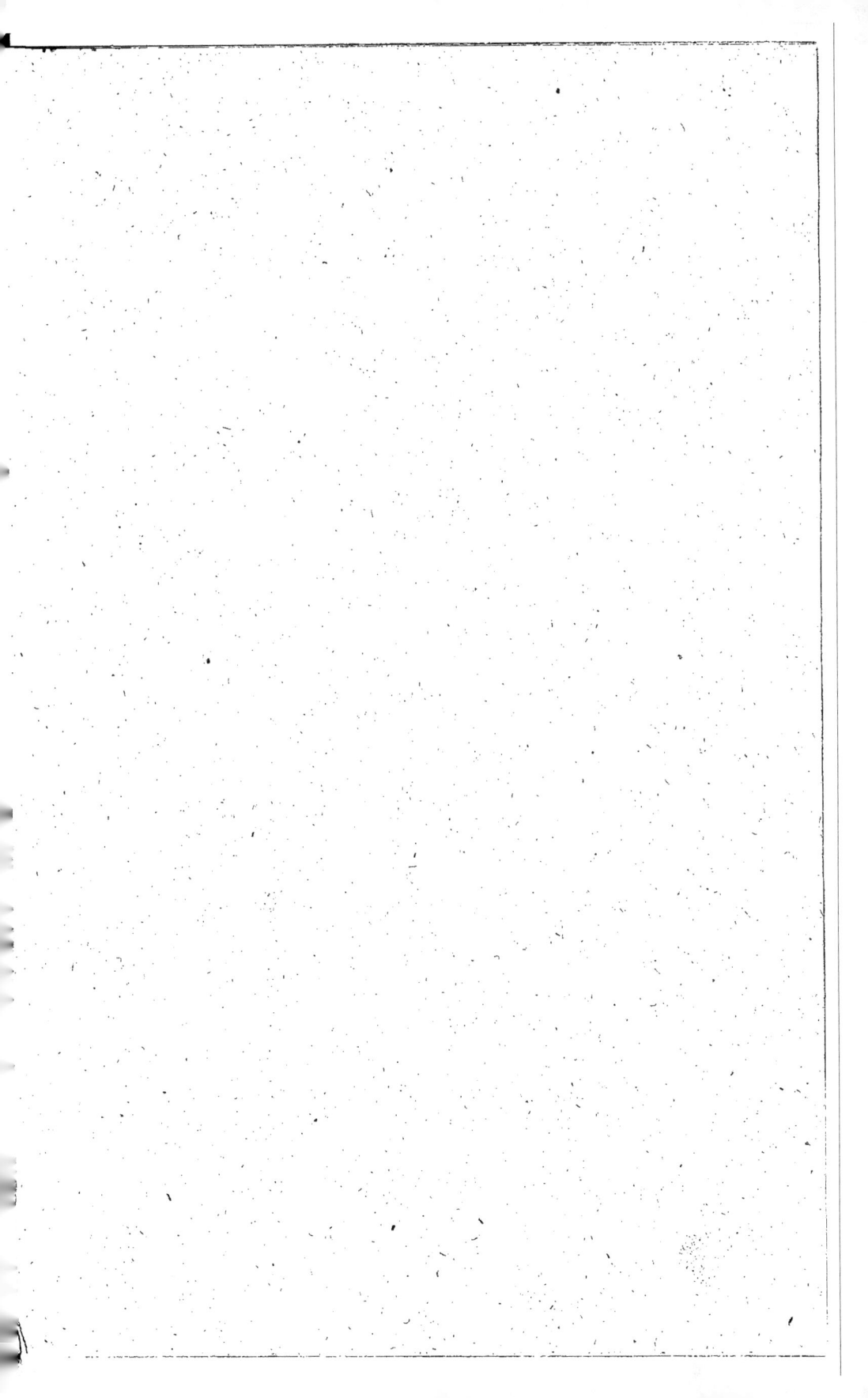

Tc ^{43} $\underset{A}{S}$

INSTRUCTION

SUR

L'ASSAINISSEMENT DES ÉCOLES PRIMAIRES

ET DES SALLES D'ASILE

Par M. E. PÉCLET

Inspecteur général de l'Université.

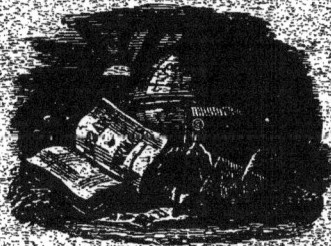

PARIS

CHEZ L. HACHETTE ET Cie

LIBRAIRES DE L'UNIVERSITÉ ROYALE DE FRANCE,

Rue Pierre-Sarrazin, n° 12.

1846

LE CONSEIL,

Après avoir pris lecture du Mémoire sur l'assainissement des écoles primaires rédigé par M. Péclet, inspecteur général de l'Université,

Adopte ce Mémoire et en vote l'impression à 1,000 exemplaires qui seront distribués à MM. les recteurs des académies, à MM. les inspecteurs et sous-inspecteurs primaires, et à MM. les préfets des départements,

Le Conseiller
exerçant les fonctions de chancelier,
RENOU.

Le Conseiller
exerçant les fonctions de secrétaire,
SAINT-MARC-GIRARDIN.

Approuvé conformément à l'article 31 de l'Ordonnance royale du 26 mars 1829.

Le Ministre de l'Instruction publique,
Grand-maître de l'Université,

VILLEMAIN.

INSTRUCTION

SUR

L'ASSAINISSEMENT DES ÉCOLES PRIMAIRES

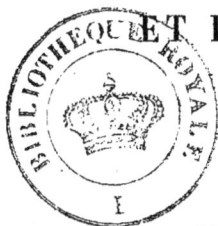

ET DES SALLES D'ASILE,

Par M. E. PECLET,

Inspecteur général de l'Université.

Les écoles primaires et les salles d'asile sont quelquefois insalubres par l'humidité du sol, par le voisinage ou la mauvaise disposition des latrines , ou par d'autres circonstances accidentelles ; mais ces différentes causes d'insalubrité, auxquelles il est facile de trouver des remèdes, ne sont pas l'objet de cette instruction. Elle a uniquement pour but d'indiquer les moyens de détruire les effets fâcheux qui résultent de la réunion d'un grand nombre d'enfants dans des lieux fermés où l'air ne se renouvelle pas.

L'homme vicie continuellement l'air qui l'environne, et par l'acte même de la respiration, et par la transpiration de la peau et des poumons. Par l'expiration, il rejette dans l'air de l'acide carbonique ; par la transpiration, de la vapeur d'eau mêlée de matières organiques. Il résulte du premier fait que, si une ou plusieurs personnes occupaient un espace exactement fermé, dont l'air ne pût pas se renouveler, cet air deviendrait de plus en plus impropre à la respiration , et, après un temps plus ou moins long , qui dépendrait et du volume de la pièce et du nombre des personnes qui y seraient renfermées, il produirait l'asphyxie comme celui dans lequel on aurait brûlé du charbon. Un homme, pendant une heure, produit par sa respiration l'effet qui résulterait de la combustion de 12 grammes de charbon. Mais bien avant d'être devenu réellement irrespirable , l'air agirait d'une manière très-énergique sur l'économie animale par l'acide carbonique et les matières organiques qu'il contiendrait. Des expériences nombreuses, faites dans des salles renfermant un grand nombre de personnes, ont appris que, pour que ces salles soient salubre, la ventilation doit avoir lieu à raison de 6 mètres cubes d'air par personne et par heure.

Lorsque les lieux de réunion sont des espaces très-élevés, comme les églises, le volume d'air qu'ils renferment est très-grand par rapport à celui qui est altéré par un séjour de plusieurs heures d'un grand nombre de personnes, et la ventilation n'est point nécessaire. Mais quand les lieux de réunion sont peu élevés, et c'est le cas de toutes les écoles et de toutes les salles d'asile, il n'en est plus ainsi. A la vérité, on peut renouveler l'air des salles le matin et entre les deux classes, et, pendant une partie de l'année, on peut ouvrir les fenêtres pendant les classes; mais le renouvellement périodique de l'air, en supposant qu'il ait lieu complétement, n'est pas suffisant, et il est peu de jours de l'année pendant lesquels on puisse faire les classes les fenêtres ouvertes, à cause de mille circonstances, telles que le bruit extérieur, la pluie, le vent et le refroidissement. Aussi, dans toutes les saisons, le plus souvent après moins d'une heure de séjour des enfants, les salles d'écoles et les salles d'asile ont contracté une odeur insupportable. La santé des enfants et celle des maîtres doit nécessairement souffrir d'un séjour prolongé et qui se renouvelle si souvent dans un air rendu fétide par la respiration et la malpropreté des enfants, et qui renferme une quantité croissante d'acide carbonique, dont l'action directe sur l'économie animale ne peut pas être mise en doute.

L'assainissement des écoles primaires et des salles d'asile, par un renouvellement convenable de l'air, est donc une chose d'une extrême importance et qui doit appeler toute la sollicitude des personnes qui, à différents titres, participent à la direction ou à la surveillance de ces établissements. Heureusement, on peut assainir les écoles et les salles d'asile par des appareils d'une grande simplicité, qui exigent peu de dépense et qui sont facilement exécutables dans toutes les localités.

Disposition générale des appareils de chauffage et de ventilation. — Dans le chauffage des lieux habités, on emploie des cheminées, des poêles, et des calorifères dans lesquels l'air est chauffé directement ou par l'intermédiaire de l'eau chaude ou de la vapeur. Les calorifères sont placés tantôt dans les pièces à chauffer, tantôt en dehors; dans ce dernier cas, on introduit dans les pièces de l'air préalablement chauffé à une température suffisante, et la sortie de l'air refroidi est ordinairement déterminée par des appels, mais le plus souvent elle n'est provoquée que par la pression qui résulte de la colonne d'air chaud à son entrée, et elle s'effectue par les fissures des portes et des fenêtres.

Le chauffage par les cheminées est très-salubre, car il produit une grande ventilation ; mais il est très-cher, parce qu'on n'utilise qu'une très-petite partie de la chaleur produite par le combustible. Il a d'ailleurs l'inconvénient de n'être efficace qu'autant que la température extérieure n'est pas très-basse, car au-dessous d'une certaine limite, les cheminées abaissent plus la température des pièces par l'énorme ventilation qu'elles produisent, qu'elles ne l'échauffent par la chaleur rayonnante du combustible.

Les poêles, au contraire, peuvent être disposés de manière à utiliser presque toute la chaleur développée par le combustible : il suffit pour cela que les surfaces que parcourt la fumée soient assez étendues ; mais ils sont insalubres, parce qu'ils ne produisent pas une ventilation suffisante.

Les calorifères, quelle que soit leur nature, qu'ils soient placés dans l'intérieur des pièces à échauffer ou au dehors, offrent les mêmes avantages que les poêles, et ils présentent les mêmes inconvénients quand le chauffage a lieu sans ventilation.

Le chauffage des pièces habitées, par de l'air préalablement chauffé dans des calorifères, est évidemment le plus avantageux, et sous le rapport économique et sous le rapport de la salubrité, si l'air chaud pénètre dans la salle à une température convenable, si son volume est suffisant, et si la sortie de l'air qui a servi à la respiration s'effectue d'une manière régulière et assurée.

C'est évidemment ce dernier système qui doit être préféré pour le chauffage des écoles et des salles d'asile. Mais les calorifères doivent être placés dans les salles mêmes des classes, parce que le maître doit diriger lui-même le chauffage, et que cette disposition permet d'ailleurs d'utiliser toute la chaleur qui est perdue, quand les calorifères sont placés hors des pièces qui doivent être échauffées, et par le refroidissement des enveloppes, et par celui des tuyaux qui conduisent l'air chaud, et enfin par le tuyau à fumée. En outre, ils doivent être d'une extrême simplicité, faciles à réparer, à l'abri de toute chance d'accidents, conditions qui ne peuvent être remplies que par des calorifères dans lesquels l'air est échauffé directement, du moins sans autres intermédiaires que des plaques métalliques, par la chaleur que développe la combustion. Les avantages que présentent les calorifères en terre cuite, à eau chaude et à vapeur, savoir, de ne pas exiger une grande régularité dans l'alimentation du foyer et de ne présenter jamais à l'air qui doit être échauffé des surfaces à une température assez élevée pour lui donner une mauvaise odeur, sont ici sans importance ou du moins sont loin de compenser la complication des appareils, les chances d'accidents et de dérange-

ments et leur prix élevé. On peut d'ailleurs, par une disposition convenable des appareils, éviter de faire rougir les surfaces métalliques
qui environnent le foyer, et, en employant des combustibles qui
brûlent lentement, on peut n'alimenter les foyers qu'à d'assez longs
intervalles.

Voici d'abord la disposition générale du mode de chauffage et de
ventilation le plus simple et le plus commode.

Soit A B C D, fig. 1re, une coupe longitudinale d'une salle d'école;
a b c d, un poêle simple en tôle forte ou en fonte supportée par trois
pieds; *e f g h*, le tuyau à fumée du poêle : ce tuyau, après s'être élevé
verticalement à une certaine hauteur, parcourt la longueur de la salle
et pénètre dans un large tuyau de cheminée; *i k l m*, un cylindre de
tôle qui environne le poêle de toutes parts, fermé supérieurement
et percé vers le haut d'un grand nombre de larges orifices; *q r s*, un
canal par lequel l'air extérieur peut pénétrer dans l'intervalle qui
sépare le poêle de son enveloppe; enfin *t u*, un ou plusieurs orifices
par lesquels l'air de la pièce peut se rendre dans la cheminée.

Il est évident, d'après cette disposition, que, quand on brûlera un
combustible quelconque dans le poêle *a b c d*, l'air extérieur entrera
dans le canal *s r q*, et après s'être échauffé autour du poêle il s'introduira dans la pièce par les orifices *n p*; que l'air de la pièce sera
échauffé en outre par le tuyau à fumée *e f g*, et que l'air s'échappera
par la cheminée M N, en vertu de la pression que la colonne d'air
chaud qui environne le poêle établira dans la pièce et de la force as-
censionnelle de l'air de la cheminée. Par conséquent, si les différentes
parties de l'appareil ont des dimensions convenables, et si on brûle
une quantité suffisante de combustible, on pourra obtenir dans la
pièce une température et une ventilation données. Il est important
de remarquer que, par cette disposition, l'air qui s'élève entre le poêle
et son enveloppe se meut avec une grande vitesse, que la surface du
poêle se refroidit rapidement, et qu'il faudrait produire une combustion bien vive pour que cette surface acquît une température assez
élevée pour donner à l'air une mauvaise odeur.

Dans les salles d'école, le calorifère doit être placé près de l'estrade, parce que le maître doit surveiller lui-même le chauffage.

Pour les salles d'asile, il serait indispensable de chauffer et de ven-
tiler la grande salle et le préau. Dans la salle, le calorifère devrait
être placé à l'extrémité opposée à l'estrade occupée par les enfants,
et il faudrait faire sortir l'air par des orifices très-nombreux percés
dans les contre-marches de l'estrade, et dont la somme totale des
surfaces serait quatre ou cinq fois plus grande que la section de la
cheminée d'appel, afin que la vitesse de l'air y fût insensible, ou par

cinq à six orifices percés à 1 ᵐ du sol dans les faces latérales de l'estrade.

Un appareil analogue à celui que nous venons de décrire a été établi au mois de décembre 1841, dans l'école primaire de garçons de la rue Neuve-Coquenard, qui renferme 200 enfants et qui pourrait en contenir 250 ; l'expérience a confirmé toutes les prévisions de la théorie, l'odeur insupportable qui existait avant a complétement disparu, la chaleur y est répartie d'une manière si uniforme que les indications des thermomètres placés aux extrémités de la salle ne diffèrent pas d'un degré, et la consommation de houille par heure pendant les jours les plus froids du mois de janvier, où la température extérieure a été souvent de 7° au-dessous de zéro, n'a jamais dépassé six kilogrammes, consommation inférieure de beaucoup à celles des anciens appareils.

Examinons maintenant les différentes parties de l'appareil, les différentes formes qu'on peut leur donner et les dimensions qu'elles doivent avoir pour des salles d'école de différentes grandeurs.

Poêles. — Les poêles, comme nous l'avons déjà dit, peuvent être en tôle forte ou en fonte. Pour la houille, les briquettes de poussier de houille, la tannée et la tourbe. Ils doivent être circulaires. Pour le bois il est plus convenable de donner à leur base la forme d'un rectangle allongé. Pour toute espèce de combustible il est avantageux d'employer les grilles, et de faire entrer au-dessous l'air qui doit alimenter la combustion.

Lorsque les salles renferment moins de 50 élèves, un seul poêle suffit. Pour des salles plus vastes, il est nécessaire d'en employer deux, mais les deux tuyaux à fumée peuvent se réunir avant de pénétrer dans la cheminée. On peut se borner à deux modèles de poêles : le plus petit pour les salles qui peuvent contenir de 30 à 150 élèves, le plus grand pour les salles destinées à un nombre d'élèves compris entre 150 et 300. Voici les dimensions les plus convenables pour ces deux appareils.

	PETIT MODÈLE.	GRAND MODÈLE.
Hauteur totale du poêle.....................	1 ᵐ,50	1 ᵐ,50
Hauteur des pieds.........................	0 ,20	0 ,20
Hauteur du cendrier.......................	0 ,15	0 ,15
Hauteur de la porte du foyer...............	0 ,15	0 ,20
Largeur de la porte *id.*...............	0 ,20	0 ,20
Diamètre du poêle.........................	0 ,40	0 ,50
Intervalle du poêle et de l'enveloppe........	0 ,06	0 ,08
Hauteur de la partie de la chemise percée d'orifices ou fermée par une toile métallique.	0 ,20	0 ,20

Lorsque les poêles sont destinés à brûler du bois, on peut leur donner 0^m45 de profondeur, sur 0^m 30 de la largeur pour les petits ; 0^m 50 et 0^m 35 pour les plus grands, en conservant toutes les autres dimensions des poêles ronds.

Il est important de garnir de briques l'intervalle qui sépare les bords de la grille du corps du poêle jusqu'à une hauteur de 0^m 20 en donnant à cette maçonnerie la forme d'une trémie. Pour plus de simplicité dans la construction, le chapeau du poêle peut être seulement posé et non cloué ; cette disposition permet de placer plus facilement la grille. La chemise doit être clouée à trois montants en fer qui se recourbent horizontalement à la partie inférieure ; ces appendices servent à les fixer sur le sol au moyen de vis.

L'orifice placé au-dessous du poêle et par lequel l'air extérieur s'introduit dans l'espace qui le sépare de son enveloppe doit être garni d'un registre au moyen duquel on puisse facilement fermer cet orifice. L'enveloppe du poêle doit être garnie à la partie inférieure d'une grande ouverture ordinairement fermée, mais qui, lorsqu'elle est ouverte et que le registre du tuyau d'accès de l'air extérieur est fermé, permet à l'air de la pièce de s'introduire dans l'enveloppe. Par cette disposition, on peut chauffer la salle avant l'arrivée des élèves sans produire de ventilation et, par conséquent, en dépensant beaucoup moins de combustible.

Les figures 2, 3, 4, 5 et 6 représentent une élévation et différentes coupes d'un appareil circulaire de la plus petite dimension. La figure 2 est une élévation du côté des portes ; la figure 3 une coupe verticale dans le sens de la longueur du foyer ; la figure 4 une coupe verticale perpendiculaire à la précédente ; les figures 5 et 6 des coupes horizontales à la hauteur du foyer et au-dessous du cendrier. Dans toutes ces figures les mêmes lettres indiquent les mêmes objets. A B C D, poêle en fonte ou en tôle ; A′ B′ C′ D′, enveloppe extérieure en tôle fixée sur le sol ; E, foyer environné sur trois côtés d'un revêtement en briques ; F, cendrier ; G, porte du foyer ; H, porte du cendrier ; I, porte au moyen de laquelle ont permet à l'air de la pièce de circuler dans le poêle ; K, registre du tuyau d'appel d'air ; L, registre du tuyau à fumée ; M, maçonnerie du foyer ; P Q R, écrous qui servent à fixer l'enveloppe A′ B′ C′ D′ sur le sol, S T, canal qui amène l'air froid dans le calorifère. La figure 5 *bis* représente une autre disposition du foyer : la grille est circulaire, l'enveloppe de maçonnerie de même forme est maintenue par deux plaques de tôle fixées de chaque côté de la porte. Les figures 7, 8, 9, 10 et 11 appartiennent à un appareil rectangulaire. La figure 7 est une élévation ; la figure 8 une coupe verticale perpendiculaire dans le sens de la longueur du foyer ; la figure 9 est une coupe verticale perpendiculaire à la précédente, et les figures 10 et 11 des coupes horizontales par les plans *a b*, et *c d*, figure 8.

On peut employer, dans toutes les écoles et les salles d'asile, les poêles qui existent déjà, qu'ils soient en tôle, en fonte ou en terre cuite, en leur faisant une enveloppe convenable que l'on garnirait de deux portes : l'une en face de celle du foyer du poêle pour alimenter le foyer ; l'autre du côté opposé pour chauffer l'air de la pièce sans ventilation avant l'heure des classes. Mais il faudra toujours une communication avec l'extérieur et un registre destiné à intercepter à volonté cette communication. L'enveloppe pourrait être construite en briques posées de champ.

Tuyau à fumée. — Le tuyau à fumée doit se prolonger verticalement jusqu'à une hauteur de 2^m 50 à partir du sol et de là cheminer presque horizontalement jusqu'à la cheminée d'appel dans laquelle il débouche. Son inclinaison doit être telle qu'il ramène dans le poêle les matières liquides qui pourraient se condenser, et les feuilles de tôle doivent être emboîtées de manière que le liquide s'écoule facilement.

Les tuyaux à fumée doivent être garnis à leur naissance d'un registre tournant d'un accès facile, au moyen duquel on puisse régler à volonté l'activité de la combustion.

Lorsqu'il n'y a qu'un seul poêle, il faut le placer au milieu de la largeur de la salle ; lorsqu'il y en a deux, ils doivent être disposés de manière que la distance qui les sépare soit double de celle de chacun d'eux aux murs latéraux. Dans tous les cas, les tuyaux doivent parcourir toute la longueur de la salle. La cheminée d'appel doit être placée à l'extrémité de la salle opposée à celle où se trouvent les poêles. Il est avantageux de mettre les poêles près de l'estrade du maître pour qu'ils soient mieux surveillés ; c'est une condition importante, attendu que dans ces appareils la combustion doit être continue. Les tuyaux parcourant la longueur de la salle, la chaleur y sera beaucoup mieux répartie que si ces tuyaux aboutissaient à une cheminée voisine des poêles, et ils auront toujours une surface assez étendue, pour refroidir suffisamment la fumée, et, par conséquent, pour utiliser convenablement le combustible. Enfin, la cheminée d'appel étant fixée à l'autre extrémité de la salle, l'air appelé en traversera toute la longueur et en assainira toutes les parties.

Cependant, pour les salles très-allongées, dont la longueur dépasserait 30^m, et qui sont destinées à contenir plus de 300 élèves, les dispositions que nous venons d'indiquer auraient plusieurs inconvénients : la fumée, trop refroidie dans les tuyaux, chaufferait trop inégalement les deux extrémités de la salle ; l'air, qui aurait parcouru un trop long espace, ne serait pas assez pur à l'extrémité de la pièce opposée à celle d'introduction, et enfin la fumée, arrivant presque froide dans la cheminée d'appel, n'y produirait pas un tirage suffisant. Dans ce cas, il serait préférable de placer les poêles au milieu de la longueur de la salle, en supprimant un ou deux bancs, et de faire écouler la fumée simultanément par deux tuyaux dirigés en sens contraires et aboutissant à des cheminées d'appel placées à chacune des extrémités; mais il serait important de placer un registre dans chacun des tuyaux, afin de pouvoir forcer la fumée à se diviser également entre eux. Ces registres, une fois réglés, le seraient pour toujours; mais ils ne dispenseraient pas d'un autre registre placé dans le tuyau unique fixé au poêle et servant à régler l'activité de la combustion. On pourrait aussi effectuer séparément le chauffage et la ventilation par des appareils distincts. Les poêles placés à une extrémité de la salle auraient des tuyaux à fumée qui, après avoir parcouru une partie de la longueur de la salle, reviendraient sur eux-mêmes pour gagner une cheminée commune, et à l'autre extrémité de la salle on placerait un petit poêle sans enveloppe, dont le tuyau se rendrait directement dans la cheminée d'appel.

Quant aux dimensions des tuyaux à fumée, leur longueur, comme nous l'avons déjà dit, sera celle de la salle; leur diamètre, pour des salles destinées à renfermer moins de 150 élèves, sera de 0^m 12 à 0^m 15. Au delà on pourra leur donner de 0^m 16 à 0^m 18. Ces diamètres suffisent pour le tirage; de plus grands auraient l'inconvénient de refroidir trop la fumée et de diminuer l'effet des cheminées d'appel. Les diamètres des tuyaux croissent peu avec le nombre des élèves, 1° parce qu'au delà de 50 nous supposons qu'on emploie deux poêles; 2° parce qu'en réalité la dépense de combustible augmente peu avec le nombre des élèves. Ce fait résulte de ce que la surface des vitres et des murailles par lesquelles se perd une grande partie de la chaleur n'augmente pas proportionnellement au nombre des élèves, et de ce que la chaleur produite par l'acte de la respiration dépasse la quantité de chaleur nécessaire à la ventilation.

Tuyau d'introduction de l'air extérieur dans l'enveloppe des poêles.— Ces tuyaux aboutissent d'une part au-dessous des poêles et de l'autre à l'extérieur. Il est de la plus grande importance que l'orifice extérieur soit placé dans un lieu découvert, loin des latrines et à l'abri de toutes les influences qui pourraient vicier l'air. Si les bâtiments renfermaient des caves dont les soupiraux fussent convenablement placés, il serait avantageux de faire la prise d'air dans les caves, parce que la température de l'air appelé serait plus élevée en hiver que celle de l'air à la surface du sol, et qu'en été elle serait plus basse. Il faudra éviter de prendre l'air dans les pièces où les enfants déposent leurs papiers, parce que l'air n'y est jamais bien sain.

Les tuyaux peuvent être placés au-dessous du sol, dans l'intervalle des planchers et des plafonds, dans les embrasures des fenêtres : ils peuvent être en maçonnerie, en planches, en terre cuite ou en métal, et ils peuvent avoir des formes quelconques ; la seule condition essentielle est relative à leur section. Le tableau suivant indique les minimum de section des tuyaux d'appel pour des salles destinées à contenir un nombre d'élèves variable de 50 à 300.

Pour   50, surface de la section........... 6 décimètres carrés.
        100................................ 10   —
        150................................ 14   —
        200................................ 19   —
        250................................ 23   —
        300................................ 27   —

Ces sections suffisent à la ventilation, lorsque la longueur des canaux ne dépasse pas 4 à 5^m ; pour des longueurs plus grandes, il faudrait les augmenter. Du reste, il n'y a pas d'inconvénient à donner aux tuyaux des sections beaucoup plus grandes.

Cheminée d'appel. — La cheminée qui doit servir au renouvellement de l'air de la pièce et au dégagement de la fumée des poêles peut être en maçonnerie, en plâtre, en tôle, et sa section doit varier avec le nombre des élèves que la salle peut contenir. On peut prendre pour minimum de la section celle du tuyau d'accès de l'air indiquée précédemment. Jusqu'à une certaine limite, une plus grande section serait sans inconvénient, du moins si on diminuait convenablement les orifices par lesquels l'air s'introduit dans la cheminée pour ne pas produire une trop grande ventilation. Mais si la section dépassait de beaucoup celle qui est indiquée, la vitesse d'écoulement serait très-petite, et il deviendrait difficile de s'opposer à l'action des vents sur l'orifice d'écoulement. Ainsi il est prudent de ne pas augmenter beaucoup les sections indiquées. Cependant, si on voulait utiliser pour la ventilation une cheminée déjà construite dont la section serait beaucoup trop grande, on pourrait le faire, pourvu qu'on rétrécît convenablement l'orifice supérieur. La cheminée doit s'élever au-dessus des toits et se terminer par un chapeau de tôle destiné à éviter le refoulement du mélange d'air et de fumée par l'action des vents. Il faut éviter l'emploi des appareils mobiles à l'aide des girouettes, parce qu'ils ne sont efficaces que par des vents assez forts, et que, par les vents faibles, ils restent souvent dans les positions les plus favorables au refoulement de la fumée. On peut se borner à mettre sur l'orifice de la cheminée un chapeau en tôle, figure 12 ; mais la disposition représentée par la figure 13 est plus efficace.

Si le bâtiment était dominé par des édifices voisins très-élevés, les remous produits par les vents violents pourraient rendre l'appareil inefficace; alors il vaudrait mieux prolonger le tuyau à fumée dans toute la hauteur de la cheminée d'appel, et protéger séparément par un chapeau la sortie de l'air et celle de la fumée, comme l'indique la figure 14. Par cette disposition, le tuyau à fumée aurait un plus grand tirage, mais celui de l'air serait plus petit.

La cheminée doit communiquer, par sa partie inférieure, avec plusieurs orifices placés à 1m 50 du sol, dont la somme des aires soit au moins égale à la section de la cheminée, mais que l'on puisse diminuer à volonté ou par des portes à coulisse ou par des diaphragmes tournants. Il serait préférable de placer sur le fond de la salle un canal horizontal, rectangulaire, communiquant par son milieu avec la cheminée, et dont la face antérieure serait percée de plusieurs ouvertures variables, dont on réglerait l'étendue une fois pour toutes, de manière à produire un appel uniforme dans toute la section de la salle.

On peut employer des registres en bois ou en tôle, mobiles dans des rainures, qu'on maintiendra en place à différentes hauteurs au moyen d'une cheville. On peut aussi employer des registres tournants composés de deux plaques de bois ou de métal circulaires et concentriques percées d'un grand nombre d'orifices ayant la forme d'un secteur circulaire et de mêmes dimensions que les intervalles qui les séparent; l'une d'elles est fixe et l'autre doit pouvoir tourner autour de la première d'un angle égal à celui des secteurs pleins ou vides.

La figure 15 représente en élévation la disposition des appels dans le cas d'une cheminée en briques. A B, cheminée en maçonnerie; O, orifice par lequel s'introduit le tuyau du poêle; C D E F et G H I K, deux casses en bois placées de chaque côté de la cheminée, fermées de toutes parts, communiquant avec la cheminée par de larges orifices placés en M N et P Q, et garnies en avant de quatre orifices recouverts de diaphragmes tournants. R S T U est une porte destinée à introduire dans la cheminée un foyer mobile pour produire la ventilation pendant les saisons où le chauffage n'est pas nécessaire.

La figure 16 représente une coupe verticale perpendiculaire au mur auquel la cheminée est adossée.

La figure 17 représente l'élévation d'un appareil analogue dans lequel on a supposé que la cheminée était en tôle. A B, cheminée en tôle; O, orifice qui reçoit le tuyau du poêle; C D E F et G H I K, deux caisses en bois fermées de toutes parts, communiquant avec la cheminée par les tuyaux L et M , et garnies de 4 orifices rectangulaires qui se ferment plus ou moins par des portes à coulisses ; N P Q R est une porte destinée, comme dans la disposition précédente, à recevoir un foyer mobile pour la ventilation d'été.

La figure 18 représente une coupe verticale perpendiculaire au mur contre lequel l'appareil est placé, et passant par l'axe de la cheminée.

Pour les salles qui auraient deux calorifères, il serait avantageux de ne pas réunir tous les tuyaux à fumée, et de les prolonger tous deux dans la cheminée d'appel ; en les espaçant convenablement, l'effet produit sera plus grand.

Il est utile de placer à la partie supérieure de la cheminée d'appel, et près du plafond, une grande ouverture ordinairement fermée par une trappe qu'on ouvre pour produire une grande ventilation quand la température de la salle est trop élevée ; dans certaines circonstances, cette couverture pourrait même suffire à la ventilation.

Consommation de combustible. — Pour une même école, elle varie évidemment avec la température de l'atmosphère. Pour des écoles renfermant le même nombre d'élèves, et pour la même température extérieure, elle varie avec l'exposition , l'étendue et l'épaisseur des murailles, la surface des fenêtres. Mais en prenant les dimensions ordinaires des salles d'écoles, on peut compter que dans les jours les plus froids, la consommation de bois par heure ne dépassera pas 4 kilogrammes pour une salle de 50 élèves, et 6, 8, 10, 12, 14 kilogrammes pour des salles renfermant 100, 150, 200 , 250 , 300 élèves. Les consommations seraient à peu près les mêmes pour la tannée et la tourbe ; pour la houille, les briquettes, le coke, elle serait à peu près de deux fois plus petite. Dans les localités où l'on pourra employer différents combustibles, il faudra choisir ceux qui sont à meilleur marché et qui peuvent brûler lentement sans produire trop de fumée. Sous ce dernier rapport, on devra préférer la houille au bois, les houilles sèches (comme celles de Fresne et de Vieux-Condé) aux houilles grasses et le coke aux houilles. A Paris, la houille sèche est le combustible le plus convenable, car il est réellement d'un prix moins élevé que tous les autres. On pourra facilement reconnaître dans chaque localité le combustible dont l'usage serait le plus économique, sachant que les quantités de chaleur produites par un même poids de tannée, de bois , de tourbe, de coke et de houille sont à peu près dans les rapports des nombres 2, 3, 4, 6 et 7.5. Par exemple , à Paris, le double stère de bois coûte 35 fr., un hectolitre de houille 4 fr. 50 et un hectolitre de coke 2 fr. 50. Or, comme le double stère de bois pèse 780 kilogrammes, l'hectolitre de houille 80 kilogrammes, et l'hectolitre de coke 40, il s'ensuit que 1 kilogramme de bois coûte 0 fr. 045; 1 kilogramme de houille 0 fr. 05; 1 kilogramme de coke 0 fr. 062 ; que la quantité de houille qui produirait l'effet d'un kilogramme de bois coûterait les 30/75ᵉ de 0,050 ou 0,020, et que la quantité de coke nécessaire pour produire le même effet coûterait 1/2 de 0,062 ou 0,031. Ainsi le chauffage à la houille coûte à peu près deux fois moins que le chauffage au bois.

Conduite du chauffage. — Une heure avant l'entrée des élèves, il faudra allumer les poêles après avoir fermé complétement les orifices d'accès de l'air extérieur et ceux par lesquels l'air de la pièce doit s'écouler dans la cheminée d'appel, en laissant ouverte la porte de l'enveloppe de poêles destinée à laisser entrer l'air de la pièce ; le chauffage aura lieu par la circulation de l'air intérieur et sans ventilation ; mais à l'heure de la classe, il faudra établir la ventilation en ouvrant les registres d'entrée et de sortie de l'air, et en fermant la partie inférieure de l'enveloppe des poêles. Pendant toute la durée des classes, le chauffage devra être conduit avec une grande régularité : l'expérience apprendra facilement à reconnaître les charges les plus convenables des foyers, et les intervalles nécessaires des alimentations, ainsi que la position que doit avoir le registre du tuyau à fumée.

Ventilation sans chauffage. — La ventilation des salles d'école et des salles d'asile est nécessaire toute l'année, et elle ne peut s'effectuer par l'ouverture des portes et des croisées que pendant l'été et dans des circonstances particulières ; au printemps et en automne, ce mode de ventilation est impossible, car on n'est souvent dispense du chauffage qu'à la condition de maintenir les pièces fermées. Mais les appareils qui servent au chauffage et à la ventilation d'hiver peuvent facilement, avec de légères modifications, être employés à la ventilation pendant les parties de l'année où le chauffage n'est pas nécessaire.

Supposons que toute l'année les poêles restent en place, avec ou sans les tuyaux à fumée ; il est évident que, si, par un moyen quelconque, on produisait une élévation de température dans la cheminée d'appel, l'air extérieur s'introduirait dans la pièce par l'intervalle qui se trouve entre chaque poêle et son enveloppe, et que cet air, après avoir traversé la pièce, s'échapperait par la cheminée. Il résulte de l'expérience que, la cheminée ayant les dimensions indiquées, il suffira de brûler à peu près un demi-kilogramme de bois, de tannée ou de tourbe, ou un quart de kilogramme de houille ou de coke par heure pour produire une ventilation suffisante à cinquante élèves. On devra préférer les combustibles qui peuvent brûler lentement sans dégager beaucoup de fumée, comme la tannée, la tourbe, les briquettes de houille, de coke ; ces combustibles sont d'ailleurs à un prix moins élevé que les autres. On devra produire cette combustion dans un petit fourneau portatif en terre cuite, qu'on introduira au bas de la cheminée d'appel, par une porte disposée à cet effet, et qui sera garnie d'une petite ouverture destinée à l'introduction de l'air nécessaire à la combustion. Les figures 15, 16, 17 et 18 représentent deux dispositions différentes de cet appareil. Pour conduire convenablement la ventilation, il faut allumer le foyer mobile quelque temps après le commencement de la classe, et régler les registres d'appel de manière qu'il n'y ait pas d'odeur dans la salle.

Pour les grandes écoles et les grandes salles d'asile, il serait plus avantageux de placer dans la cheminée d'appel un petit poêle en tôle, carré, fixe, dans lequel on brûlerait le combustible destiné à produire la ventilation.

Pour la ventilation sans chauffage, on pourrait remplacer la cheminée d'appel par un ventilateur à force centrifuge mû par un poids qu'on remonterait avant la classe du matin et avant celle du soir ; mais cet appareil serait compliqué, embarrassant, d'un prix élevé, et comme on ne pourrait que rarement disposer d'une grande hauteur pour la chute du poids, ce dernier devrait être considérable et pourrait donner lieu à des accidents. Pour une chute de 3^m en 3 heures, le poids devrait excéder 600 kilogrammes pour 50 élèves. Ainsi, quoique la ventilation, par une action mécanique, soit réellement d'un prix moins élevé que la ventilation par la chaleur, puisque la première ne coûterait que l'intérêt du prix de l'appareil et les réparations, tandis que la ventilation par la chaleur coûte tous les jours du combustible, cette dernière méthode doit être préférée à cause de sa simplicité et de l'absence de tout accident qui pourrait en interrompre l'effet.

L'appareil de l'école primaire de la rue Neuve-Coquenard, dont nous avons déjà parlé, a été construit par M. René Duvoir, d'après les principes que nous venons d'indiquer. La salle a 16^m 50 de longueur, 11^m,50 de largeur, et 4^m de hauteur. Elle forme le rez-de-chaussée d'un bâtiment isolé de toutes parts. Le nombre des élèves qui fréquentent ordinairement l'école est de 200, mais la salle pourrait en contenir 250. Les deux calorifères ont les dimensions indiquées précédemment, et ils sont placés en avant de l'estrade. Les tuyaux à fumée ont 0^m 116 de diamètre et une longueur totale de 39^m ; ils se réunissent en un seul de 0^m 20 de diamètre, placé au centre de la cheminée d'appel et qui s'élève de 2^m au-dessus de son sommet. La cheminée d'appel a 0^m 27 de profondeur sur 0^m 93 de largeur ; les orifices sont percés dans une caisse horizontale de 7^m de longueur, ils sont au nombre de 7, et la somme de leur surface est égale à la section de la cheminée.

Le chauffage a lieu avec de la houille de Fresne, et on alimente le foyer toutes les deux heures. Comme nous l'avons déjà dit, la température est parfaitement uniforme dans toute l'étendue de la salle ; l'air y est aussi pur qu'à l'extérieur, et le renouvellement de l'air, de 1,000 à 1,200 mètres cubes par heure.

Frais d'établissement. — L'appareil se compose des calorifères, des tuyaux à fumée, et de la cheminée d'appel. Le prix des grands calorifères est de 80 francs, celui des petits de 70. Les tuyaux à fumée en tôle, d'une épaisseur convenable et de 0^m 10, 0^m 13, 0^m 16 de diamètre, coûtent 3 fr., 3 fr 75 c. et 4 fr. 05 c. le mètre courant ; ainsi, dans chaque cas particulier, il sera facile de calculer la dépense relative à ces deux objets. Quant à celle de la cheminée d'appel des conduits à air froid, elle devra varier suivant les localités.

Pour fixer les idées à ce sujet, nous donnerons le devis d'un appareil de chauffage destiné à une école de 250 élèves.

Deux calorifères en fonte et en tôle, à 80 fr.........	160 fr.	» c.
Percement de deux gros murs pour les appels d'air froid..	4	»
Construction des conduits destinés à amener l'air extérieur dans les calorifères...........................	6	»
Registres pour régler l'introduction de l'air froid...	8	»
Grilles en fonte placées sur les prises d'air extérieur.	5	»
Pose des deux appareils.............................	6	»
39^m de tuyaux de 0^m 16 de diamètre à 4 fr........	156	»
Caisse en bois dans laquelle se trouvent les orifices d'appel : longueur 7^m, largeur 0^m 58, profondeur 0^m 30 ; surf. 6^m 16, à 3 fr..................................	18	48
Partie verticale en bois située au-dessous du tuyau à fumée; longueur 3^m 50; largeur 0^m 95 ; profondeur 0^m 30; surf. 4^m 37, à 3 fr................................	13	»
Prolongement en plâtre de la cheminée d'appel ; longueur 4^m 50; contour 2^m 40 ; surf. 10^m 80, à 3 fr......	32	40
Tuyau de tôle placé dans la cheminée d'appel ; longueur 5^m ; diamètre 0^m 19 ; poids 25 kil., à 1 fr. 20....	30	»
	438 fr. 88 c.	

Ainsi on peut estimer à 450 fr. au plus la dépense d'un appareil pour une école de 250 à 300 élèves.

Pour une salle de 100 à 150 élèves qui n'exigerait qu'un seul calorifère et qu'une seule ligne de tuyaux, la dépense s'élèverait à peu près à 250 fr.

Mais comme dans toutes les écoles il y a des appareils de chauffage dont on pourrait souvent utiliser les tuyaux et même les foyers, la dépense d'établissement du système dont il est question pourra être réduite de beaucoup.

Dépense pour le chauffage et la ventilation. — Les nouveaux appareils devant produire à la fois le chauffage et la ventilation, il semble qu'ils doivent exiger plus de combustible et, par conséquent, une dépense annuelle plus considérable que ceux que l'on emploie ordinairement ; mais il n'en est pas ainsi, parce que les nouveaux appareils utilisent mieux la chaleur, et que l'accroissement d'effet utile compense et au delà la consommation de combustible qu'exige la ventilation.

Dans les poêles employés au chauffage des écoles, la combustion n'a jamais lieu sur des grilles, et toujours les surfaces qui sont chauffées par la fumée et qui sont en contact avec l'air sont beaucoup trop petites ; et ces deux circonstances font perdre beaucoup de chaleur : la première, parce qu'il passe dans le poêle un trop grand volume d'air sans altération qui refroidit celui qui a alimenté la combustion ; la seconde, parce que la fumée arrive dans la cheminée à une trop haute température.

A l'école primaire de la rue Neuve-Coquenard, dans les jours les plus froids de l'hiver, la consommation de houille par heure n'a jamais dépassé 6 kilogrammes, alors, en admettant quatre mois de chauffage dans l'année, sept heures de chauffage par jour, et pour la consommation moyenne par heure 4 kilogrammes, la consommation totale de houille pour toute la durée du chauffage serait de $4 \times 7 \times 24 \times 4 = 2,688$ kilogrammes, qui, au prix ordinaire de 5 fr. les 100 kilogrammes, porteraient la dépense annuelle de chauffage de la salle à 134 fr.; en fixant à 50 fr. la dépense de chauffage du préau, la dépense totale de chauffage de l'école s'élèverait à 184. Or la ville alloue maintenant, pour le chauffage de cette école, de 6 à 7 voies de bois qui, avec les frais de transport et de sciage, coûtent à peu près 40 francs ; ainsi la dépense de chauffage par les poêles ordinaires s'élève de 240 à 280 fr.

D'après cela, on ne peut pas douter qu'avec le nouveau mode de chauffage on n'obtienne sur la dépense annuelle une grande économie qui couvrira en peu d'années la dépense d'établissement.

Les appareils décrits dans cette instruction appartiennent au domaine public ; aucun brevet n'a été pris à cet égard, et ils peuvent être établis dans chaque localité par un constructeur quelconque. Mais la certitude complète de l'efficacité des appareils exige qu'ils soient établis par des personnes habituées à ce genre de travaux, et qui comprennent bien la théorie sur laquelle ils sont fondés.

M. René Duvoir, rue Neuve-Coquenard, qui a construit les appareils de l'école primaire dont il a été question, a suivi pendant plusieurs mois les expériences qui ont été faites. Il a établi des modèles pour les différentes dimensions de calorifères, et se charge de leur établissement, en répondant du succès. Il suffit de lui envoyer le plan des salles et le nombre des élèves.

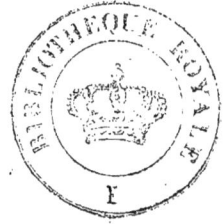

IMPRIMERIE DE PAUL DUPONT,
Rue de Grenelle-St-Honoré, 55.

Pl. III

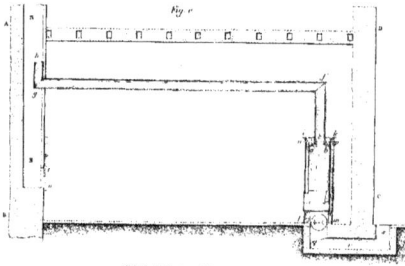

Fig. 1

Echelle de la figure 1re.

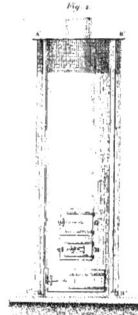

Fig. 2

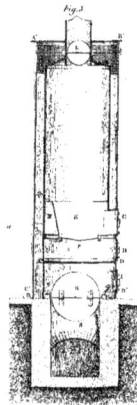

Fig. 3

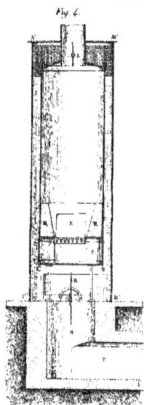

Fig. 4

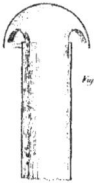

Fig. 11

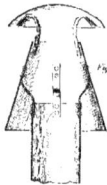

Fig. 13

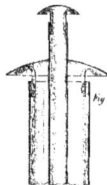

Fig. 14

Echelle des figures 2,3,4,5,6,12,13 et 14.

Fig. 6

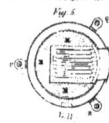

Fig. 5

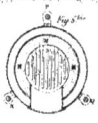

Fig. 5 bis

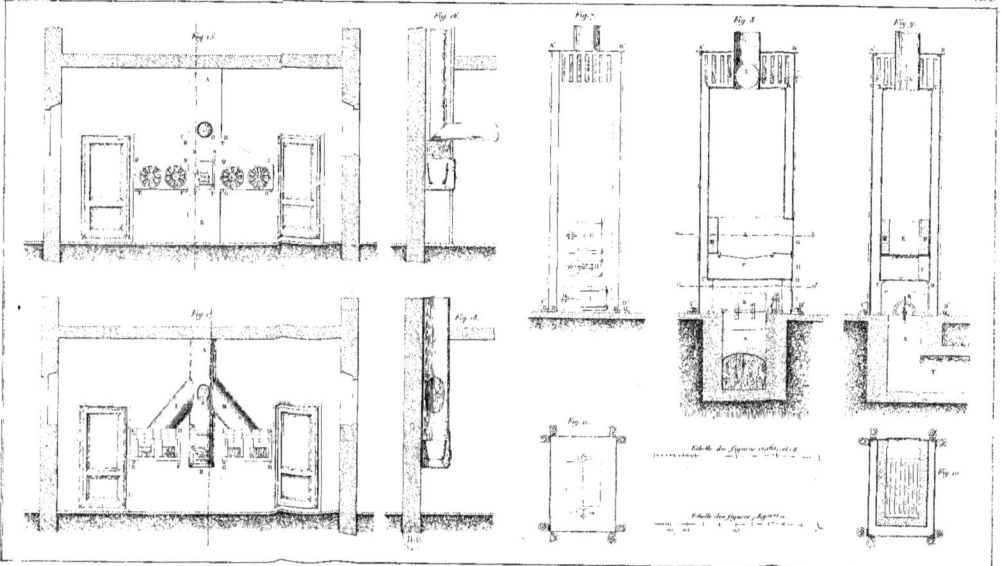